ECOS DEL QI

Un viaje poético hacia el equilibrio del
cuerpo, la mente y el espíritu

Alexander Medina Barron Meza

AlTao
ese movimiento tan sutil, invisible e imperceptible,
que guía cada paso y cada aliento.
Aunque no lo vemos, sabemos que está,
tejiendo los hilos del universo con sabiduría inefable.

A Lety,
mi compañera en este viaje,
cómplice de vida y guardiana de mis sueños.
En tu presencia hallo equilibrio,
y en tu amor, la inspiración para avanzar.

A Gerardo,
cuya terquedad me ha enseñado
que lo imposible solo existe para ser desafiado.
Gracias por mostrarme que los límites son puertas,
y que la búsqueda es el verdadero camino.

A mis padres, Myrna y Elai,
por su fusión que creó mi ser corporal,
y por ser la raíz desde la cual crezco.
Soy lo que soy gracias a ustedes,
a su amor, su fuerza y su legado.

A cada uno de los maestros de la Medicina Tradicional China,
por sus enseñanzas que iluminan el sendero,
por ser faros en este océano de conocimiento ancestral.
Su sabiduría me ha inspirado a continuar,
a seguir aprendiendo y compartiendo.

Y a la Fundación Europea de Medicina Tradicional
Complementaria e Integrativa,
fuente de inspiración y transformación,
por su compromiso con preservar y expandir este arte milenario.

Este libro es un eco de todos ustedes,
un tributo a la esencia del Qi y al arte de sanar,
una ofrenda a la vida y al misterio que nos une.

*"El Tao que puede nombrarse no es el Tao eterno.
El camino verdadero fluye en silencio,
y en su quietud, guía todas las cosas sin ser visto."*

Inspirado en el Tao Te Ching

Este epígrafe encapsula la esencia de "Ecos del Qi", recordándonos que lo más profundo y sagrado en la Medicina Tradicional China y en la vida misma no siempre puede expresarse con palabras, pero siempre puede sentirse.

CONTENTS

Title Page

Dedication

Epigraph

Foreword

IntroducCIÒN

PREFACIO

PrÒlogO

Ecos del Qi: Un viaje poético hacia el equilibrio del cuerpo, la mente y el espíritu — 1

Capítulo 1 — 2

El Yin y el Yang en Armonía — 3

Capítulo 2 — 4

El Qi, la Energía Vital — 5

Capítulo 3 — 6

El Xue, la Sangre Vital — 7

Capítulo 4 — 8

Los Jin Ye, Fluidos Corporales — 9

Capítulo 5 — 10

Las Estaciones y su Ciclo Vital — 11

Capítulo 6 — 16

Los Climas y su Influencia en la Vida — 17

Capitulo 7   22

Los 12 Canales de Acupuntura y su Danza Energética   23

Capitulo 8   29

Los Ocho Meridianos Extraordinarios en la Medicina Tradicional China   30

Capitulo 9   37

Los Cuatro Niveles en la Medicina Tradicional China   38

Capitulo 10   42

Las Seis Capas en la Medicina Tradicional China   43

Capitulo 11   47

El Arte del Diagnóstico en la Medicina Tradicional China   48

Capitulo 12   51

El Arte de los Síndromes en la Medicina Tradicional China   52

Capitulo 13   56

El Arte de Ser Profesional en la Medicina Tradicional China   57

Capitulo 14   61

Las Herramientas de la Medicina Tradicional China   62

Capitulo 15   64

El Camino de Alex el Sanador en la Medicina Tradicional China   65

Una Síntesis del Camino   69

Books By This Author   73

FOREWORD

PREÁMBULO

La Medicina Tradicional China (MTC) es mucho más que un conjunto de técnicas o conocimientos; es una forma de entender la vida y nuestro lugar en el universo. Este libro, **Ecos del Qi: Un viaje poético hacia el equilibrio del cuerpo, la mente y el espíritu**, nace de la necesidad de compartir la profundidad y belleza de una tradición que nos invita a vivir en armonía con la naturaleza, con los demás y con nosotros mismos.

El Qi, esa energía vital que fluye a través de nosotros y del universo, es el eje central de esta obra. A través de las páginas que siguen, exploraremos cómo este flujo energético se manifiesta en el cuerpo, cómo el Yin y el Yang equilibran todas las cosas, y cómo los ciclos de la naturaleza son reflejo de nuestra propia existencia. Pero no será solo un viaje intelectual; será un recorrido que nos llevará a sentir, a reflexionar y a conectar con lo más profundo de nuestra esencia.

Este libro no está dirigido únicamente a quienes practican o estudian la MTC, sino también a quienes buscan una vida más equilibrada y consciente. Cada reflexión y cada poema están diseñados para inspirar, para abrir puertas hacia una comprensión más profunda del equilibrio y la sanación.

En este preámbulo, deseo reconocer la sabiduría de los antiguos maestros, cuya herencia ha perdurado a través del tiempo y sigue iluminando nuestro camino. También deseo agradecer a quienes, en el presente, continúan explorando y difundiendo este arte, permitiendo que más personas se beneficien de su práctica.

Ecos del Qi es un canto a la conexión universal, un tributo a la MTC y una invitación a que cada lector encuentre en estas páginas un espejo para descubrirse a sí mismo. Que este libro sea no solo una lectura, sino una experiencia que transforme y enriquezca la vida de quienes lo sostienen entre sus manos.

Con respeto y devoción,
Alexander

INTRODUCCIÒN

Este libro es un viaje poético y reflexivo hacia la esencia de la Medicina Tradicional China (MTC), una tradición milenaria que conecta profundamente el cuerpo, la mente y el espíritu. Ecos del Qi nos invita a explorar el equilibrio como un arte y una ciencia, descubriendo cómo los principios del Yin y el Yang, el flujo del Qi y la conexión con los ciclos naturales nos guían hacia una vida plena y armoniosa.

A través de reflexiones cargadas de sabiduría y poemas que evocan la belleza del equilibrio, cada capítulo ilumina los fundamentos de la MTC. Este texto va más allá de la teoría para ofrecernos herramientas prácticas y filosóficas que inspiran un cambio en la forma en que vivimos, sentimos y nos relacionamos con nuestro entorno.

La MTC nos enseña que la sanación comienza con la comprensión de nuestra energía vital y su relación con el universo que nos rodea. **Ecos del Qi** celebra esta filosofía, ofreciendo una guía que no solo aborda el bienestar físico, sino también la salud emocional y espiritual, recordándonos que el verdadero equilibrio es un estado de integración total.

Que este viaje poético sirva como un espacio de inspiración y aprendizaje, llevando a cada lector a descubrir las infinitas posibilidades de vivir en sintonía con la energía universal y el arte de la sanación

PREFACIO

Alexander Medina Barrón, autor y experto en Medicina Tradicional China, presenta esta obra como un compendio de reflexiones, poemas y enseñanzas inspiradas en los ritmos de la naturaleza. Desde una perspectiva profesional y personal, Alexander invita al lector a sumergirse en el flujo de las estaciones, a comprender las energías del Yin y el Yang, y a encontrar su lugar en el gran ciclo de la vida. Este libro no solo ofrece un entendimiento técnico, sino también una invitación a conectar con lo más profundo de nuestro ser.

PRÒLOGO

La Medicina Tradicional China (MTC) no es solo un sistema de sanación; es una filosofía de vida que nos invita a conectar con los ritmos de la naturaleza, a escuchar el lenguaje del cuerpo y a encontrar armonía en medio del caos. Ecos del Qi: Un viaje poético hacia el equilibrio del cuerpo, la mente y el espíritusurge de esa filosofía, como un tributo a la sabiduría milenaria que ha transformado vidas a lo largo de los siglos.

Este libro no es un manual técnico ni un tratado académico. Es una invitación a recorrer un sendero que combina reflexión, poesía y aprendizaje. Cada capítulo está impregnado de la esencia del Qi, de la dualidad del Yin y el Yang, y de los ciclos eternos que guían no solo a la naturaleza, sino también a nosotros mismos.

El autor, Alexander, nos abre las puertas de su experiencia como sanador y aprendiz incansable de la MTC. A través de sus palabras, descubrimos no solo los principios que sustentan esta tradición, sino también la conexión profunda que existe entre el conocimiento técnico y el arte de sanar con el corazón.

En Ecos del Qi, la ciencia se encuentra con la poesía, y la práctica con la contemplación. Cada poema y cada reflexión nos llevan más allá de lo visible, hacia un entendimiento más profundo de la vida y de nosotros mismos. Este libro no solo busca informar, sino también inspirar: a vivir con mayor consciencia, a abrazar el equilibrio y a encontrar en la MTC una guía para nuestra transformación personal.

Para quienes conocen la Medicina Tradicional China, este libro será un eco familiar que resonará con claridad y belleza. Para quienes se acercan a ella por primera vez, será una puerta de entrada a un mundo lleno de sabiduría y posibilidades.

Que estas páginas sean un puente entre el lector y el misterio del Qi. Que sean un recordatorio de que la verdadera sanación comienza con la conexión: con nosotros mismos, con los demás y con el universo que nos rodea.

Con gratitud y reverencia hacia este arte milenario,
Alexander*

ECOS DEL QI: UN VIAJE POÉTICO HACIA EL EQUILIBRIO DEL CUERPO, LA MENTE Y EL ESPÍRITU

CAPÍTULO 1

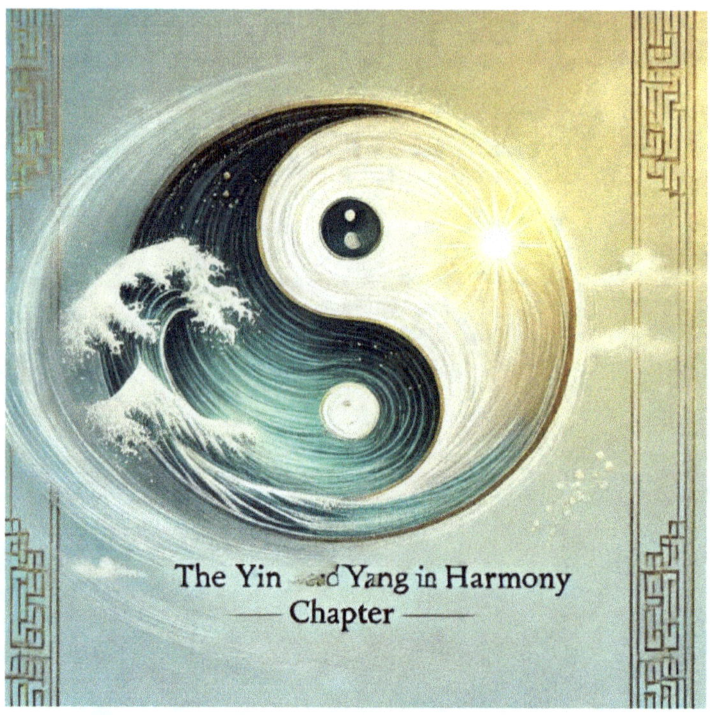

EL YIN Y EL YANG EN ARMONÍA

Ideograma: 阴阳 (Yīn Yáng)
Pinyin: Yīn Yáng

El Yin y el Yang son los principios fundamentales que rigen el universo en la MTC. Representan la dualidad de todas las cosas: luz y oscuridad, actividad y reposo, calor y frío. En su equilibrio, encontramos la armonía y la salud. Este capítulo explora cómo el Yin y el Yang se manifiestan en nuestras vidas y cómo podemos cultivar su equilibrio para alcanzar el bienestar.

Poema sobre el Yin y el Yang

El Yin es la noche que nos abraza,
el Yang es el día que nos despierta.
Juntos danzan en el flujo eterno,
un ciclo sin fin que nos conecta.

El Yang asciende con fuerza y luz,
el Yin desciende con calma y reposo.
En su abrazo encontramos la vida,
un balance perfecto, un gozo hermoso.

Escucha su ritmo, siente su canto,
su verdad está en cada momento.
Yin y Yang son la clave del todo,
un legado eterno del firmamento.

CAPÍTULO 2

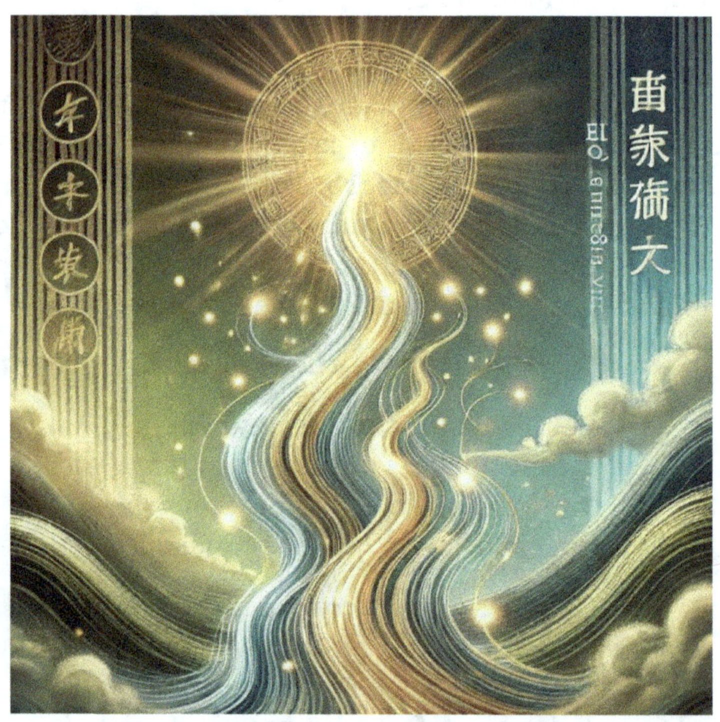

EL QI, LA ENERGÍA VITAL

Ideograma: 氣 (Qi)
Pinyin: Qì

El Qi es la energía vital que fluye por todo el cuerpo y el universo. Es el impulso que anima la vida, la fuerza que nos conecta con el entorno y con nosotros mismos. Este capítulo profundiza en cómo cultivar y armonizar el Qi para mantener una salud física, emocional y espiritual.

Poema sobre el Qi

El Qi fluye como ríos invisibles,
alimentando la vida en su camino.
Es el viento que mueve las hojas,
el aliento que nos da destino.

Cómo fluye, así vivimos,
en balance o en caos perdido.
Cultívalo con cuidado y amor,
es la clave de tu latido.

El Qi no se ve, pero se siente,
en cada acción, en cada mente.
Es la danza sagrada de la existencia,
un misterio eterno, omnipresente.

CAPÍTULO 3

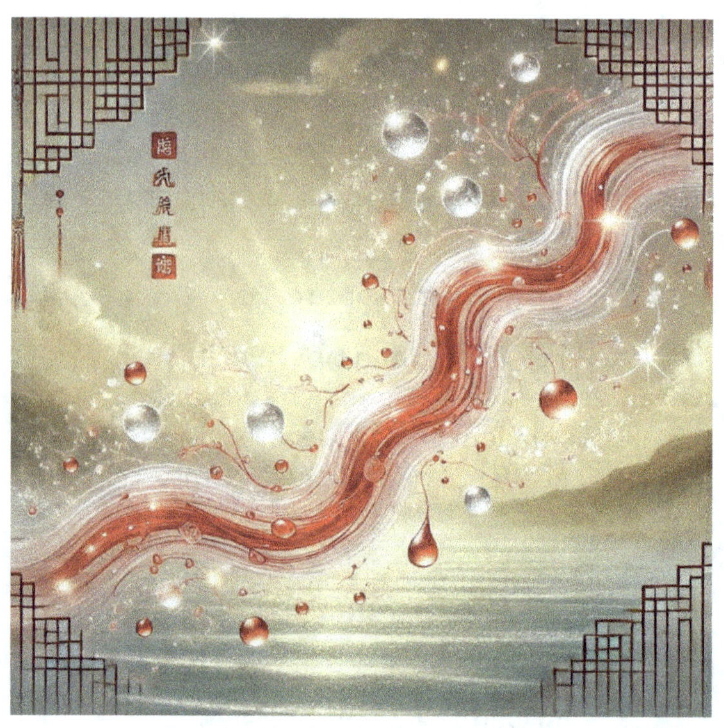

EL XUE, LA SANGRE VITAL

Ideograma: 血 (Xue)
Pinyin: Xuě

El Xue, o sangre, es más que un fluido en la MTC; es la base que nutre y sostiene la vida. Es el soporte físico y energético que asegura la vitalidad de los órganos y tejidos. Este capítulo explora cómo mantener la salud del Xue a través de la alimentación, el descanso y la calma emocional.

Poema sobre el Xue

El Xue nutre con su suave caudal,
llevando vida a cada rincón.
Es la fuerza que fluye callada,
sosteniendo el cuerpo, dando razón.

Cada gota lleva un secreto,
el latido del corazón sereno.
Cuídalo bien, no lo dejes caer,
es tu raíz, tu hogar, tu terreno.

El Xue danza con el Qi en armonía,
en su fluidez hallamos alegría.
Es la marea interna que nos llena,
la esencia de la vida en su melancolía.

CAPÍTULO 4

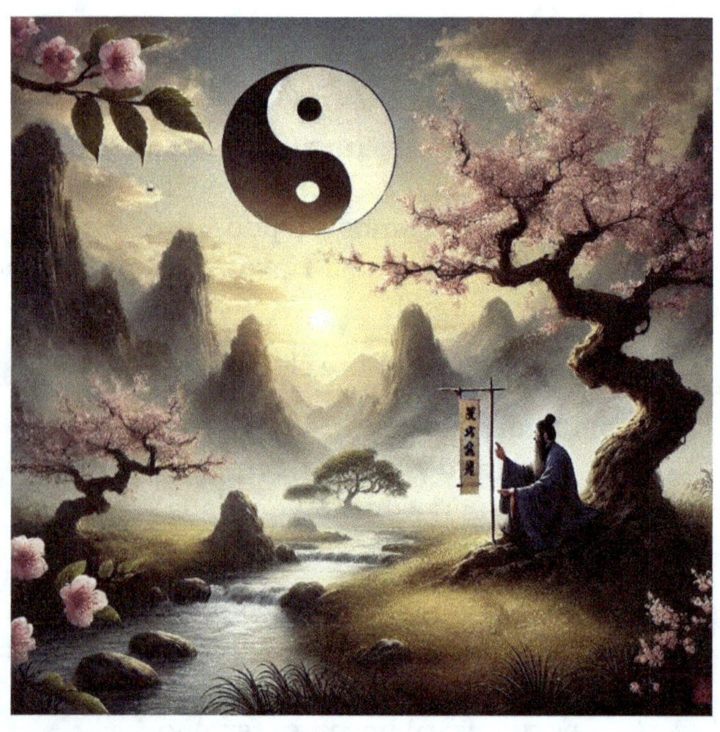

LOS JIN YE, FLUIDOS CORPORALES

Ideograma: 津液 (Jīn Yè)
Pinyin: Jīn Yè

Los Jin Ye representan los fluidos corporales que hidratan y nutren cada aspecto del cuerpo. Desde las lágrimas hasta los fluidos internos, su equilibrio es crucial para mantener la salud y la vitalidad. Este capítulo reflexiona sobre su papel en la MTC y cómo cuidarlos para garantizar el equilibrio corporal.

Poema sobre los Jin Ye

Los Jin Ye son ríos de vida,
sus aguas calman y restauran.
Desde las lágrimas hasta el rocío interno,
hidratan el alma que aguarda.

Fluyen en silencio, nutren con calma,
cada gota un canto al equilibrio.
Son el sustento del cuerpo entero,
un milagro que nunca es tibio.

Los Jin Ye nos hablan de cuidado,
de escuchar al cuerpo con atención.
Hidratando el Yin, apoyando el Yang,
esperan tu amor y devoción.

CAPÍTULO 5

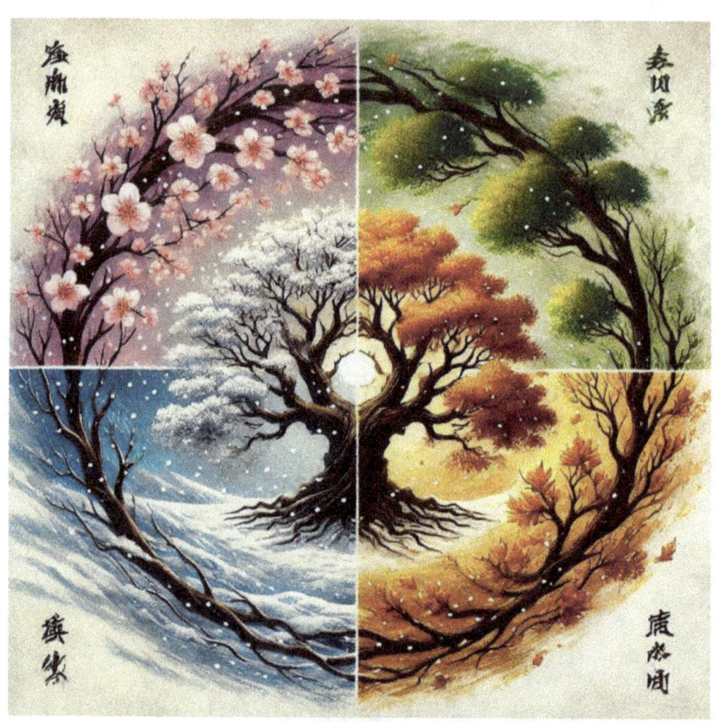

LAS ESTACIONES Y SU CICLO VITAL

Primavera (春 - Chūn)
Elemento: Madera (木 - Mù)
Órgano: Hígado (肝 - Gān)
Víscera: Vesícula Biliar (胆 - Dàn)
Sentido: Vista
Emoción: Ira y creatividad

La primavera es el tiempo del renacer y la expansión. Es la estación de las semillas que germinan, los brotes que se abren y la energía que fluye hacia arriba y hacia afuera. El Hígado, como el maestro del movimiento, regula la libre circulación del Qi, mientras que la Vesícula Biliar apoya la toma de decisiones.

Poema de Primavera

La primavera despierta con un suspiro,
el viento acaricia los campos verdes.
El Qi sube como savia en los árboles,
despertando sueños en cada rincón.

Es tiempo de abrir los ojos al futuro,
de sembrar intenciones y cultivar esperanzas.

El mundo se renueva en su danza eterna,
y el Hígado canta su melodía de vida.

Las flores alzan su canto al cielo,
los ríos despiertan de su letargo.
Cada brote lleva consigo una promesa,
la Madera vive y respira en el universo.

Verano (夏 - Xià)

Elemento: Fuego (火 - Huǒ)
Órgano: Corazón (心 - Xīn)
Víscera: Intestino Delgado (小肠 - Xiǎo Cháng)
Sentido: Lengua
Emoción: Alegría

El verano es la estación de la plenitud y la actividad máxima. La energía del Fuego simboliza la luz, la conexión y la expresión. El Corazón gobierna la sangre y alberga el Shen (神), la esencia de la conciencia.

Poema de Verano

El verano brilla con una luz radiante,
el calor despierta risas y corazones.
Las flores se abren como secretos al sol,
y el Qi se eleva con gozo y pasión.

Es tiempo de conectar, de compartir,
de sentir el pulso de la vida en la lengua.
El Fuego ilumina el sendero del alma,
recordándonos amar y celebrar.

Las llamas de la vida nunca cesan,
el Intestino Delgado nos nutre de sabiduría.
Bajo el cielo, el Fuego baila y sonríe,
el verano nos da su esencia divina.

Otoño (秋 - Qiū)

Elemento: Metal (金 - Jīn)
Órgano: Pulmón (肺 - Fèi)
Víscera: Intestino Grueso (大肠 - Dà Cháng)
Sentido: Olfato
Emoción: Tristeza y gratitud

El otoño es el tiempo de cosechar y soltar. El elemento Metal representa la claridad y la purificación. Los Pulmones, como el "maestro del Qi", regulan la respiración y el intercambio de energía, mientras que el Intestino Grueso nos ayuda a dejar ir lo innecesario.

Poema de Otoño

El otoño llega con un susurro dorado,
las hojas caen como versos al suelo.
Es tiempo de recoger los frutos,
de agradecer lo que el viento nos dio.

El Qi fluye como el aliento de la tierra,
los Pulmones cantan una canción de pureza.
Deja ir lo que ya no sirve,
abraza el espacio para lo nuevo.

La sequedad acaricia la piel del mundo,
y el cielo llora su claridad infinita.
El Metal brilla en la esencia de la vida,
recordando el equilibrio entre fuerza y calma.

Invierno (冬 - Dōng)

Elemento: Agua (水 - Shuǐ)
Órgano: Riñón (肾 - Shèn)
Víscera: Vejiga (膀胱 - Páng Guāng)
Sentido: Oído
Emoción: Miedo y sabiduría

El invierno es la estación de la introspección y el descanso. El elemento Agua simboliza la profundidad, la sabiduría y el potencial latente. Los Riñones almacenan la esencia vital (Jing 精) y nos conectan con nuestra fuerza primordial.

Poema de Invierno

El invierno se sumerge en el silencio,
la tierra duerme bajo un manto de calma.
El Qi desciende como ríos ocultos,
nutriéndonos en lo más profundo.

Es tiempo de escuchar el eco de nuestra esencia,
de fortalecer las raíces en el frío.
Los Riñones guardan la llave del futuro,
un tesoro esperando renacer.

La quietud del agua refleja el alma,
el Frío es maestro de la paciencia.
Cada gota contiene un mundo,
cada instante, una eternidad.

La Tierra Y La Humedad (土 - Tǔ)

Elemento: Tierra (土 - Tǔ)
Órgano: Bazo (脾 - Pí)
Víscera: Estómago (胃 - Wèi)
Sentido: Gusto
Emoción: Preocupación y equilibrio

La Tierra y la Humedad representan los periodos de transición entre las estaciones. Este elemento simboliza la estabilidad y la centralidad, permitiendo que el Qi se adapte a los cambios. El Bazo y el Estómago son responsables de la transformación y el transporte de los nutrientes, asegurando que el cuerpo se mantenga en equilibrio.

Poema de la Tierra y la Humedad

La Tierra abraza todas las estaciones,
su humedad alimenta el ciclo vital.
Es el centro donde todo converge,
donde el Qi encuentra su equilibrio.

Es tiempo de nutrir y ser nutridos,
de saborear la dulzura de la vida.
El Bazo sostiene el puente del cuerpo,
susurrando estabilidad y armonía.

La Humedad fluye en cada rincón,
conectando el cielo y la tierra.
El Estómago transforma el sustento,
dando fuerza a cada paso y acción.

CAPÍTULO 6

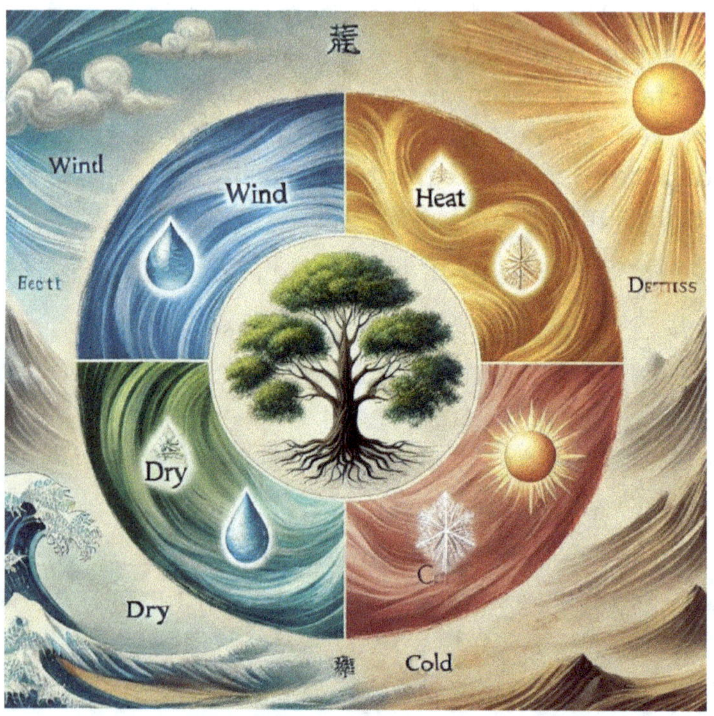

LOS CLIMAS Y SU INFLUENCIA EN LA VIDA

Viento (风 - Fēng)

Ideograma: 风 (Fēng)
Pinyin: Fēng

El viento simboliza el movimiento y el cambio constante en la naturaleza. Es el clima asociado con la primavera, trayendo consigo vitalidad y transformación. En el cuerpo, el viento puede desequilibrar el Hígado, causando tensión o inestabilidad emocional. Aprender a adaptarnos a los cambios del viento nos ayuda a fluir con la vida.

Poema sobre el Viento

El viento canta su melancolía,
danzando entre árboles y ríos.
Trae consigo el aroma de la vida,
y la promesa de nuevos caminos.

Es fuerza que no se ve pero se siente,
empujando al alma a su destino.
Fluye con él, no temas su abrazo,
es maestro del cambio divino.

Cuando el viento susurra, escucha,
te habla del mundo en su andar.

En su brisa hallamos el ritmo,
un eco del cielo y el mar.

Calor-Fuego (暖 - Rè)

Ideograma: 暖 (Rè)
Pinyin: Rè

El calor representa la energía expansiva del verano, simbolizando conexión, actividad y expresión. Sin embargo, un exceso de calor puede agotar el Qi, afectando al Corazón y la mente (Shen). Mantener un equilibrio entre la actividad y el descanso en esta energía ardiente nos permite disfrutar de la plenitud sin agotarnos.

Poema sobre el Calor-Fuego

El calor del verano abraza al mundo,
despierta risas y corazones.
Es llama que nutre y conecta,
iluminando las emociones.

El fuego puede ser amigo o enemigo,
es fuerza que debemos cuidar.
En su calor hallamos el impulso,
pero también la pausa para respirar.

Deja que el fuego inspire tu alma,
sin quemar los sueños que brotan.
Es balance entre luz y sombra,
una danza que nunca se agota.

Sequedad (干 - Gān)

Ideograma: 干 (Gān)
Pinyin: Gān

La sequedad es el clima del otoño, simbolizando contracción y purificación. Representa la claridad y el desapego, pero en exceso puede agotar los fluidos corporales (Jin Ye), afectando a los Pulmones. Cultivar la hidratación física y emocional nos ayuda a equilibrar esta energía.

Poema sobre la Sequedad

El otoño seca las hojas caídas,
deja huellas en el aire tranquilo.
En su calma encontramos la esencia,
y en su sequedad un refugio sencillo.

La sequedad enseña a soltar,
a dejar ir lo que no alimenta.
Es claridad que limpia y nutre,
un espacio donde el alma intenta.

En cada respiro hay aprendizaje,
la pureza del aire nos llena.
La sequedad es maestro silencioso,
un recordatorio de nuestra fuerza eterna.

Frío (寒 - Hán)

Ideograma: 寒 (Hán)
Pinyin: Hán

El frío es el clima del invierno, invitando a la introspección y el descanso. Representa el Yin en su máxima expresión, enfriando y preservando la esencia (Jing). Aunque el frío puede fortalecer las raíces, en exceso puede bloquear el flujo del Qi. La calidez interna nos ayuda a equilibrar este clima.

Poema sobre el Frío

El frío llega con su manto sereno,
la tierra duerme bajo su calma.
Es un silencio que guarda secretos,
un eco de sabiduría y alma.

La quietud del invierno nos llama,
a mirar dentro de nuestro ser.
El Jing se guarda en lo profundo,
un tesoro que debemos proteger.

El frío es maestro de paciencia,
te invita a esperar sin prisa.
En su hielo se esconde la fuerza,
la promesa de una nueva vida.

Humedad (湿 - Shī)

Ideograma: 湿 (Shī)
Pinyin: Shī

La humedad simboliza el elemento Tierra, gobernando los periodos de transición entre estaciones. Representa la nutrición y la estabilidad, pero en exceso puede estancar el Qi y afectar al Bazo, causando fatiga o pesadez. La clave está en encontrar la fluidez en medio de lo denso.

Poema Sobre La Humedad

La humedad abraza la tierra,
es alimento en su forma más pura.
Nutre la vida en cada rincón,
pero en exceso, carga y oscura.

Es fuerza que conecta y sostiene,
la base de todo equilibrio.
El Bazo trabaja con su esencia,
manteniendo el cuerpo tranquilo.

Abraza la humedad como maestra,
dejándola fluir sin peso.
Es un ciclo de constante cambio,
un recordatorio de lo inmenso.

CAPITULO 7

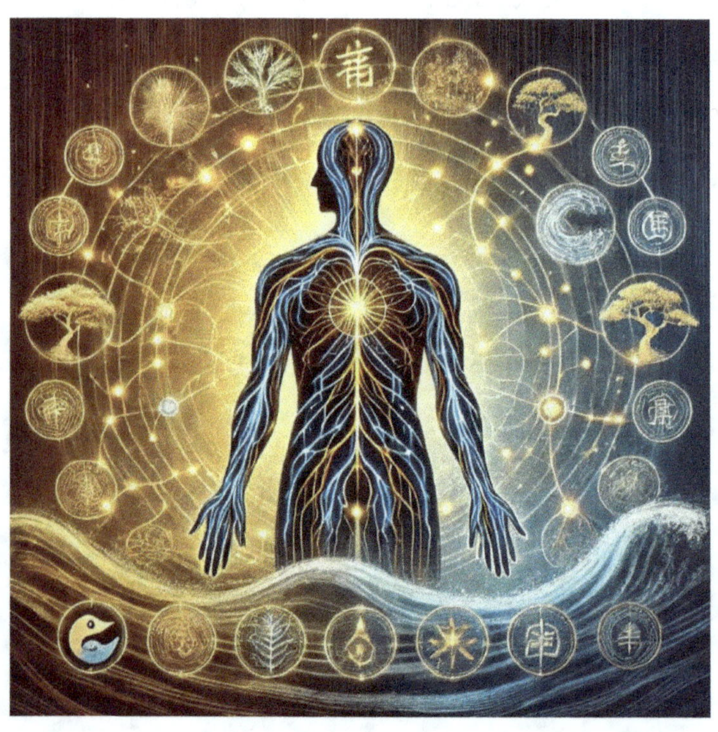

LOS 12 CANALES DE ACUPUNTURA Y SU DANZA ENERGÉTICA

1. Canal Del Pulmón (肺线 - Fèi Xiàn)

Reflexión: El canal del Pulmón abre la respiración y conecta al cuerpo con el cielo, trayendo la vitalidad del aire a cada rincón del ser. Es el inicio del ciclo energético.

Poema

El aire despierta al cuerpo dormido,
trayendo vida en cada respiro.
El Pulmón canta con suave brisa,
y la esencia del cielo se eterniza.

En cada aliento hay un milagro,
un puente etéreo, un don sagrado.
El Qi se expande y fluye libre,
como un éter que todo recibe.

2. Canal Del Intestino Grueso (大肠线 - Dà Cháng Xiàn)

Reflexión: Este canal se encarga de dejar ir lo innecesario, purificando el cuerpo y permitiendo la claridad del ser.

Poema

La tierra limpia, renueva el pasado,
el Intestino deja lo olvidado.

Cada desecho es una lección,
un acto de amor, de renovación.

Fluye el Qi hacia el horizonte,
despejando montes, cruzando fuentes.
Lo que no nutre, el cuerpo rechaza,
un ciclo que en su pureza descansa.

3. Canal Del Estómago (胃线 - Wèi Xiàn)

Reflexión: Este canal nutre y sostiene, transformando el alimento en energía vital para el cuerpo.

Poema

El Estómago trabaja sin descanso,
transformando lo simple en algo mágico.
Es el horno del cuerpo, fuente sagrada,
el alquimista que todo lo cambia.

En su calor la vida se forma,
el Qi se eleva, la fuerza se norma.
Es hogar de la chispa vital,
el canal que al cuerpo da su caudal.

4. Canal Del Bazo (脾线 - Pí Xiàn)

Reflexión: El canal del Bazo transforma y transporta, asegurando que el Qi llegue a cada rincón del ser.

Poema

El Bazo transforma con gran maestría,
lleva Qi en una danza armonía.
Es el eje que todo sostiene,
donde la vida encuentra sus bienes.

Nutre al cuerpo con amor paciente,
moviendo el Qi de forma consciente.

Es el guardián de la fuerza vital,
un pilar firme, un lugar central.

5. Canal Del Corazón (心线 - Xīn Xiàn)

Reflexión: Este canal gobierna el Shen, conectando la conciencia con la vitalidad del Qi.

Poema

El Corazón late con fuego divino,
ilumina el sendero del destino.
Es faro de luz en cada latido,
el compás que marca lo vivido.

El Qi danza en su ritmo sagrado,
una llama que nunca ha apagado.
Es hogar del Shen y su canción,
un refugio eterno en su vibración.

6. Canal Del Intestino Delgado (小肠线 - Xiǎo Cháng Xiàn)

Reflexión: Este canal separa lo puro de lo impuro, guiando al cuerpo hacia la claridad interna.

Poema

El Intestino actúa con sabiduría,
discierne lo puro con energía.
Es guardián del flujo interior,
el alquimista del equilibrio mayor.

Cada elección marca un camino,
donde lo claro brilla divino.
El Qi fluye con claridad plena,
el Intestino da vida serena.

7. Canal De La Vejiga (膀胱线 - Páng Guāng Xiàn)

Reflexión: Este canal regula el almacenamiento y la excreción, un flujo constante de energía y purificación.

Poema

La Vejiga guarda y libera,
fluye como un río que espera.
Es maestro del agua en su camino,
un reflejo de lo divino.

El Qi fluye con armonía,
en su cauce de sabiduría.
Es un puente entre lo pasado,
y un presente puro y renovado.

8. Canal Del Riñón (肾线 - Shèn Xiàn)

Reflexión: Este canal almacena el Jing, la esencia vital que sostiene la vida en su profundidad.

Poema

El Riñón guarda el tesoro oculto,
un Jing profundo y absoluto.
Es raíz que sostiene la vida,
una fuerza que nunca se olvida.

En el agua fluye su sabiduría,
un equilibrio de calma y energía.
El Riñón es el guardián eterno,
de un Qi que trasciende lo interno.

9. Canal Del Pericardio (心包线 - Xīn Bāo Xiàn)

Reflexión: Este canal protege al Corazón, siendo un escudo de equilibrio y calma.

Poema

El Pericardio guarda al fuego sagrado,
un escudo suave pero marcado.
Protege al Corazón con devoción,
es maestro de la contención.

Cada pulso vibra con calma,
recordando al cuerpo su alma.
El Qi fluye con protección,
el Pericardio canta su canción.

10. Canal Del Triple Calentador (三焦线 - Sān Jiāo Xiàn)

Reflexión: Este canal regula la comunicación entre los tres calentadores, asegurando la armonía interna del Qi.

Poema

El Triple Calentador conecta los reinos,
armoniza los flujos internos.
Es el puente entre lo alto y lo bajo,
un flujo constante, nunca dejado.

En su danza el Qi se encuentra,
es balance que nunca se fragmenta.
El Triple Calentador susurra su canto,
un equilibrio que nunca es tanto.

11. Canal De La Vesícula Biliar (胆线 - Dǎn Xiàn)

Reflexión: Este canal apoya la decisión y el coraje, llevando al cuerpo hacia su dirección.

Poema

La Vesícula ilumina el camino,
con coraje y decisión divina.
Es fuerza que nunca duda,
una luz que siempre perdura.

Cada paso es guiado con claridad,
la Vesícula lleva a la verdad.
El Qi fluye con valentía,
un destino en plena armonía.

12. Canal Del Hígado (肝线 - Gān Xiàn)

Reflexión: Este canal regula el libre flujo del Qi, siendo el maestro del movimiento y la adaptación.

Poema

El Hígado fluye como el viento,
susurra cambios en su aliento.
Es maestro del movimiento sutil,
una danza eterna y juvenil.

Cada pulso es una decisión,
el Qi en su máxima expresión.
El Hígado nutre con libertad,
es fuerza, esperanza y voluntad.

CAPITULO 8

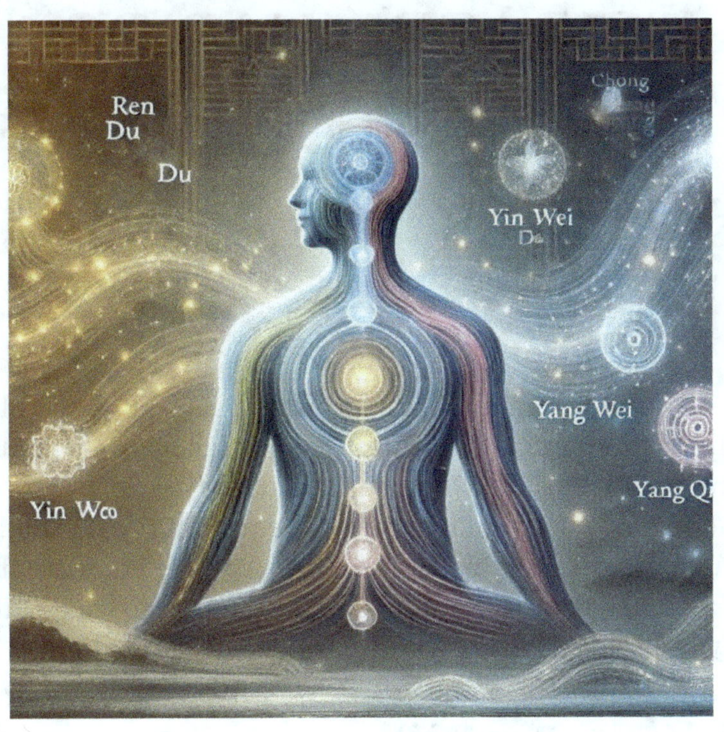

LOS OCHO MERIDIANOS EXTRAORDINARIOS EN LA MEDICINA TRADICIONAL CHINA

Introducción

Los Ocho Meridianos Extraordinarios (八脉 - Bā Mài) son caminos energéticos profundos y misteriosos en la Medicina Tradicional China (MTC). Representan la reserva del Qi y la esencia (Jing), actuando como guardianes del equilibrio y reguladores de los meridianos principales. Estos meridianos extraordinarios nos invitan a explorar la estructura profunda del cuerpo, el flujo del tiempo y la conexión entre lo terrenal y lo celestial.

Ren Mai (任脉 - Rèn Mài)

Ideograma: 任脉
Pinyin: Rèn Mài

Reflexión: El Ren Mai, conocido como el Vaso de la Concepción, fluye por la línea media anterior y está relacionado con el Yin. Es el canal de la nutrición y la vida, representando la conexión con la esencia primordial y el inicio de la creación.

Poema

En el vientre nace la vida,

Ren Mai fluye en su corrida.
Nutre el cuerpo con suave canto,
es el origen, el espacio santo.

Cada pulso lleva memoria,
de un pasado que guarda la gloria.
Ren Mai es raíz, es comienzo,
un sendero de calma y sustento.

Du Mai (督脉 - Dù Mài)

Ideograma: 督脉
Pinyin: Dù Mài

Reflexión: El Du Mai, o Vaso Gobernador, recorre la línea media posterior y está relacionado con el Yang. Es el canal que fortalece y dirige la energía vital, conectando el cielo y la tierra a través de la columna vertebral.

Poema

El Yang asciende por la espina,
Du Mai brilla en su disciplina.
Es fuerza que eleva y sostiene,
el puente entre lo que fluye y lo que viene.

Cada vértebra guarda un secreto,
un eco de lo alto, un pensamiento.
Du Mai canta con firmeza eterna,
es la senda que nunca se quiebra.

Chong Mai (冲脉 - Chōng Mài)

Ideograma: 冲脉
Pinyin: Chōng Mài

Reflexión:** El Chong Mai, conocido como el Vaso Penetrante, es el canal de la profundidad y la esencia. Representa el eje central de la energía vital, donde el Jing y el Qi convergen para sostener la vida.

Poema

En la profundidad fluye el Jing,
Chong Mài vibra como un sinfín.

Es el eje que todo conecta,
la esencia vital que nunca se infecta.

Cada paso lleva un rastro eterno,
un flujo puro, sereno e interno.
Chong Mai es camino y raíz,
un canto eterno que nunca es gris.

Dai Mai (带脉 - Dài Mài)

Ideograma: 带脉
Pinyin: Dài Mài

Reflexión: El Dai Mai, o Vaso Cinturón, rodea el cuerpo como un anillo que unifica y organiza. Es el canal que regula y conecta, ofreciendo estabilidad y estructura al flujo energético.

Poema

El cinturón rodea con calma,
Dai Mai ordena, sostiene el alma.
Une lo alto con lo profundo,
es equilibrio, la paz del mundo.

Cada hebra guarda un flujo vivo,
harmonizando el caos intuitivo.
Dai Mai danza en la periferia,
es la fuerza que todo integra.

Yin Qiao Mai (阴跷脉 - Yīn Qiāo Mài)

Ideograma: 阴跷脉

Pinyin: Yīn Qiāo Mài

Reflexión: El Yin Qiao Mai, o Vaso Talón Yin, regula el movimiento y la estabilidad del Yin en el cuerpo. Es el guardián de la quietud y la introspección.

Poema

En la calma yace el Yin profundo,
Yin Qiao Mai es el sustento del mundo.
Cada paso lleva un eco suave,
es el camino donde el Yin se sabe.

Es el talón que sostiene el suelo,
una base firme en todo anhelo.
Yin Qiao Mai fluye con devoción,
es la danza de la contemplación.

Yang Qiao Mai (阳跷脉 - Yáng Qiāo Mài)

Ideograma: 阳跷脉
Pinyin: Yáng Qiāo Mài

Reflexión: El Yang Qiao Mai, o Vaso Talón Yang, regula el movimiento activo y la expresión del Yang. Es el canal del dinamismo y la acción.

Poema

El Yang despierta con cada pisada,
Yang Qiao Mai es fuerza alborada.
Danza en el cuerpo con energía,
es el impulso que todo vivifica.
Es el talón que avanza sin miedo,
el fuego que quema todo lo muerto.
Yang Qiao Mai fluye en su esplendor,
un torrente de vida y calor.

Yin Wei Mai (阴维脉 - Yīn Wéi Mài)

Ideograma: 阴维脉

Pinyin: Yīn Wéi Mài

Reflexión: El Yin Wei Mai, o Vaso de Enlace Yin, conecta las energías Yin del cuerpo, creando unidad y profundidad emocional.

Poema

El Yin entrelaza con hilos de calma,
Yin Wei Mai guarda la trama del alma.
Es la cuerda que nunca se quiebra,
un flujo sereno que siempre celebra.

Une lo profundo, nutre el ser,
es el enlace que ayuda a crecer.
Yin Wei Mai fluye con ternura,
es el lazo que nunca murmura.

Yang Wei Mai (阳维脉 - Yáng Wéi Mài)

Ideograma: 阳维脉
Pinyin: Yáng Wéi Mài

Reflexión: El Yang Wei Mai, o Vaso de Enlace Yang, conecta las energías Yang del cuerpo, facilitando la adaptación y el movimiento.

Poema

El Yang se entrelaza en fuerza y vigor,
Yang Wei Mai es enlace mayor.
Une las llamas de luz creciente,
es el ritmo del Yang persistente.

Fluye con fuerza, nunca se pierde,
es un lazo que todo defiende.
Yang Wei Mai vibra en el sendero,
es la fuerza del Yang verdadero.

Reflexión Final

Los Ocho Meridianos Extraordinarios son los pilares ocultos que sostienen la vida. A través de ellos, la MTC nos invita a explorar las profundidades de nuestra energía, comprender las conexiones invisibles que nos guían y encontrar equilibrio en el flujo constante de lo extraordinario.

CAPITULO 9

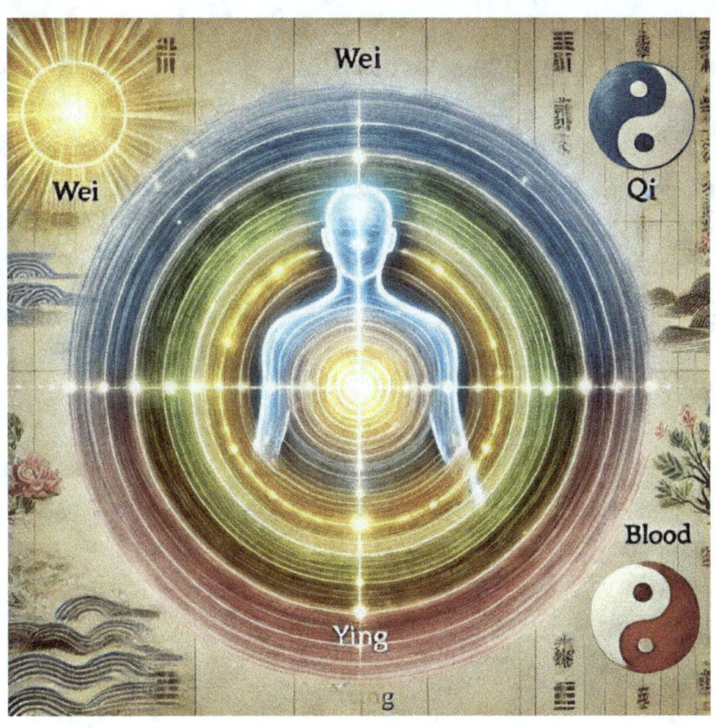

LOS CUATRO NIVELES EN LA MEDICINA TRADICIONAL CHINA

Introducción

En la Medicina Tradicional China (MTC), los cuatro niveles representan una visión profunda y holística de la progresión de las enfermedades. Cada nivel refleja la interacción entre los factores patógenos y la respuesta del organismo, ofreciendo un mapa detallado de cómo el cuerpo y la mente luchan por el equilibrio. Estos niveles son Wei (卫), Qi (气), Ying (营) y Xue (血), y cada uno simboliza una dimensión más profunda de nuestra existencia.

Nivel Wei (卫 - Wèi)

Reflexión: El nivel Wei representa la capa más superficial del cuerpo, donde las energías defensivas se movilizan para protegernos de los factores externos. Es el guardián que se activa ante la invasión, demostrando la capacidad del cuerpo para adaptarse y luchar.

Poema

El viento golpea la muralla viva,
el Wei se alza, su fuerza motiva.
Como un escudo que nunca se cansa,
protege al cuerpo en su danza.

El Qi defiende en su flujo brillante,
una energía firme y constante.
Es el horizonte donde el caos se apaga,
el nivel Wei, el guardián que nos ampara.

Nivel Qi (气 - Qì)

Reflexión: En el nivel Qi, la energía vital toma protagonismo. Es el campo de batalla donde los factores patógenos y las fuerzas internas chocan, marcando un punto de equilibrio o tensión en nuestra existencia.

Poema

En el flujo del Qi yace la vida,
movimiento y fuerza en su corrida.
Es lucha interna, es calma y tormenta,
un ritmo sutil que nunca se ausenta.

El Qi canta su melodía eterna,
entre lo denso y lo que se externa.
Es pulso y savia, vibración continua,
el nivel Qi, donde la vida culmina.

Nivel Ying (营 - Yíng)

Reflexión: El nivel Ying nos lleva a una capa más profunda, donde la sangre y los nutrientes esenciales nutren los órganos internos. Es la dimensión del refinamiento y la calma, donde el cuerpo se regenera y encuentra su equilibrio interno.

Poema

En la sangre corre un secreto antiguo,
la esencia del Ying, su fluir tranquilo.
Nutre la vida en su recorrido,
el equilibrio que siempre es sentido.

Es fuerza suave, es arte escondido,
el Ying es la calma en lo dividido.
Cada gota lleva un canto sagrado,
donde el cuerpo y el alma se han encontrado.

Nivel Xue (血 - Xuè)

Reflexión: El nivel Xue representa la capa más profunda, donde la sangre no solo nutre, sino que también conecta con el Jing y las emociones. Es el terreno de la regeneración y la profundidad, donde lo físico y lo espiritual se encuentran.

Poema

La sangre es río, su cauce profundo,
es el nivel Xue, el alma del mundo.
Nutre el Jing, la esencia primera,
el portal que lleva a la esfera entera.

En cada pulso hay un eco de vida,
la fuerza vital que nunca se olvida.
El nivel Xue guarda la memoria eterna,
un viaje al centro donde el ser se llena.

Reflexión Final

Los cuatro niveles nos enseñan que la salud no es solo la ausencia de enfermedad, sino un equilibrio profundo entre las capas del cuerpo, la mente y el alma. A través de ellos, la MTC nos invita a explorar y respetar la complejidad de nuestra existencia, comprendiendo que cada nivel es un reflejo de nuestra conexión con el universo.

CAPITULO 10

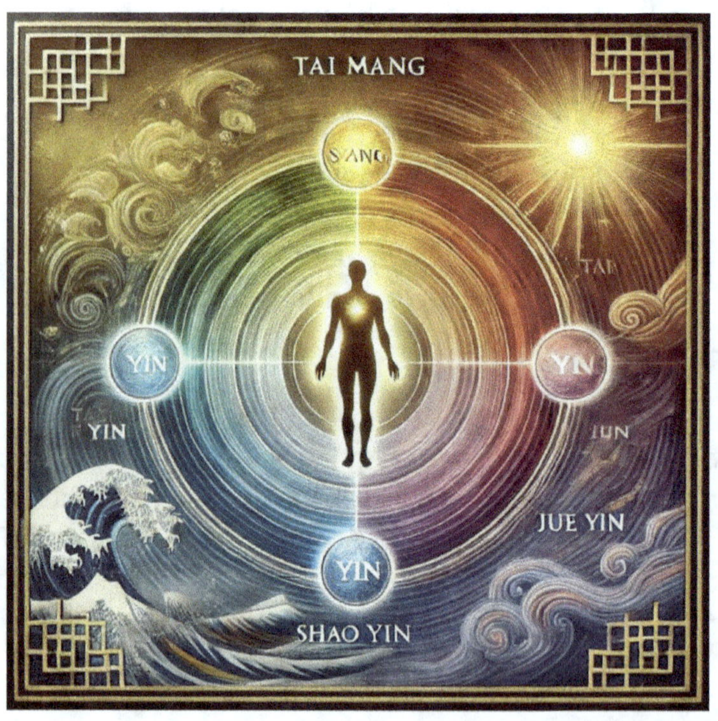

LAS SEIS CAPAS EN LA MEDICINA TRADICIONAL CHINA

Introducción

Las seis capas o divisiones de la Medicina Tradicional China (MTC) representan una de las teorías más profundas sobre la dinámica de las enfermedades y su progresión. Estas capas son Tai Yang (太阳), Shao Yang (少阳), Yang Ming (阳明), Tai Yin (太阴), Shao Yin (少阴) y Jue Yin (厥阴). Cada una describe un nivel de interacción entre el Qi, el cuerpo y los factores patógenos, ofreciendo una guía para comprender la salud y la enfermedad desde lo superficial hasta lo más profundo del ser.

Tai Yang (太阳 - Tài Yáng)

Reflexión: Tai Yang es la capa más externa, el primer contacto del cuerpo con el mundo. Representa la lucha inicial entre las energías defensivas y los factores patógenos externos. Es la muralla que protege y el campo donde comienza la batalla.

Poema del Tai Yang

En la frontera donde el viento golpea,
se alza Tai Yang como barrera.
Defiende al cuerpo, guarda el vigor,
es el escudo de nuestro interior.

La luz del Yang brilla y se extiende,
un faro que nunca se pierde.
En su muralla la lucha es vida,
el Tai Yang protege, nunca se olvida.

Shao Yang (少阳 - Shǎo Yáng)

Reflexión: Shao Yang actúa como un pivote, un puente entre lo interno y lo externo. Es el espacio de transición, donde la energía busca el equilibrio entre la resistencia y la adaptación.

Poema del Shao Yang

En el umbral entre dentro y fuera,
Shao Yang danza, su ritmo perdura.
Es puente sutil, balance eterno,
armonía en movimiento interno.

El Yang menor, un faro que guía,
entre lo denso y la energía.
Es equilibrio, es melodía,
el Shao Yang fluye, nunca se desvía.

Yang Ming (阳明 - Yáng Míng)

Reflexión: Yang Ming representa la plenitud del Yang, la energía luminosa que transforma y moviliza. Es la claridad y el vigor en su máxima expresión, el fuego que ilumina y purifica.

Poema del Yang Ming

Yang Ming brilla como el sol radiante,
su luz transforma lo constante.
Es el fuego que nutre y aviva,
la energía que siempre motiva.

Su claridad limpia lo oscuro,
es fuerza vital, un flujo puro.
Yang Ming es llama que ilumina el ser,
un canto de vida que vuelve a nacer.

Tai Yin (太阴 - Tài Yīn)

Reflexión: Tai Yin es el reino de la nutrición y la humedad, donde el Yin comienza a equilibrar al Yang. Representa la profundidad que sostiene y alimenta, un espacio de regeneración y calma.

Poema del Tai Yin

En la calma del Yin yace la vida,
una fuerza suave, nunca vencida.
Nutre la esencia, sostiene al ser,
el Tai Yin fluye como un amanecer.

Es humedad que calma y abraza,
el Yin mayor que nunca fracasa.
Es el refugio de la existencia,
un canto sereno de persistencia.

Shao Yin (少阴 - Shǎo Yīn)

Reflexión: Shao Yin representa la interacción más íntima entre el Yin y el Yang. Es la dimensión de lo profundo y esencial, donde el equilibrio se transforma en unidad.

Poema del Shao Yin

Shao Yin, el arte de la conexión,
el Yin y el Yang en perfecta unión.
Es la fuerza sutil que todo sostiene,
un balance eterno que nunca detiene.

En su calma hay una chispa escondida,
la esencia que nunca se olvida.
Shao Yin guarda el misterio vital,
un puente entre lo humano y lo universal.

Jue Yin (厥阴 - Jué Yīn)

Reflexión: Jue Yin es la capa más profunda, el final y el inicio de un ciclo. Es la energía que cierra y renueva, el espacio de transición hacia un nuevo equilibrio.

Poema del Jue Yin

En el silencio donde todo termina,
Jue Yin renueva, su fuerza germina.
Es el portal hacia lo infinito,
el ciclo que empieza en lo bendito.

Es el Yin que guarda la esencia,
el principio y fin de la existencia.
Jue Yin canta con voz callada,
el eco eterno de la nada.

Reflexión Final

Las seis capas nos recuerdan que la salud y la enfermedad son procesos dinámicos, interconectados y cíclicos. Cada capa no solo representa un nivel de interacción física, sino también un viaje espiritual hacia el equilibrio y la unidad con el universo. A través de estas capas, la MTC nos invita a entendernos como parte de un todo mayor, donde cada ciclo es una oportunidad para renacer.

CAPITULO 11

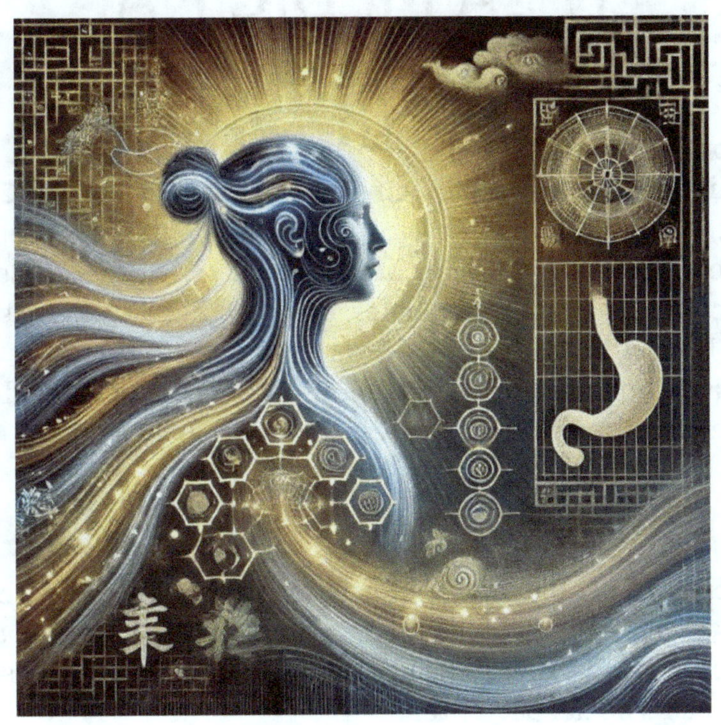

EL ARTE DEL DIAGNÓSTICO EN LA MEDICINA TRADICIONAL CHINA

Introducción

El diagnóstico en la Medicina Tradicional China (MTC) es un arte profundo y complejo que se basa en la observación minuciosa y la comprensión holística del ser humano. Este arte abarca cuatro métodos esenciales: observar (望 - Wàng), escuchar y oler (闻 - Wén), preguntar (问 - Wèn) y palpar (切 - Qiè). Cada uno de estos métodos revela información valiosa sobre el flujo del Qi, la salud de los órganos y el equilibrio entre el Yin y el Yang.

Observación (望 - Wàng)

Reflexión: La observación es el primer pilar del diagnóstico en la MTC. A través de los ojos, el practicante percibe la lengua, el color de la piel, los movimientos y las expresiones, conectándose con el alma y el cuerpo del paciente.

Poema de la Observación

En el reflejo de la piel se halla el alma,
un lienzo que canta su calma o trauma.
La lengua habla sin pronunciar,
es un mapa sutil que sabe callar.

Los ojos revelan secretos dormidos,
un Qi que fluye o queda detenido.
Wàng es mirar más allá de lo visto,

un arte que une lo humano y lo místico.

Escuchar Y Oler (闻 - Wén)

Reflexión: A través del sonido y el olfato, el practicante escucha la voz del Qi y huele los matices de la salud. Cada tono, cada fragancia, narra la historia de los órganos y su equilibrio.

Poema de Escuchar y Oler

El susurro del Qi se oye en la voz,
un canto que vibra, nunca atroz.
En cada aliento hay una verdad,
el Wén escucha con serenidad.

El aroma lleva un eco escondido,
un mensaje del cuerpo, nunca perdido.
Wén es captar lo que el aire entrega,
un misterio que siempre se despliega.

Preguntar (问 - Wèn)

Reflexión: Preguntar no es solo formular palabras, sino abrir un diálogo con el cuerpo y el alma del paciente. A través del interrogatorio, el practicante descubre patrones, emociones y vivencias que afectan al Qi.

Poema de Preguntar

Las palabras son puertas que abren el ser,
cada pregunta busca entender.
El Wèn indaga con calma y cuidado,
un arte que escucha lo no expresado.

Es el puente entre lo dicho y lo sentido,
un viaje al Qi que nunca es perdido.
Wèn es saber y también confiar,
un arte que invita a sanar y hablar.

Palpar (切 - Qiè)

Reflexión: La palpación es el contacto directo con el Qi y la sangre. A través de los pulsos, el practicante siente la profundidad del Yin y el Yang, y desvela el ritmo interno del ser.

Poema de la Palpación

En el pulso late un secreto eterno,
un flujo que habla del cuerpo interno.
El Qiè siente con dedos de sabiduría,
cada ritmo cuenta su energía.

El Yin y el Yang danzan en susurros,
el Qiè escucha con gestos puros.
Palpar es conectar con lo profundo,
un arte que abraza todo el mundo.

Reflexión Final

El arte del diagnóstico en la MTC nos invita a mirar, escuchar, preguntar y sentir más allá de lo evidente. Es un viaje hacia la comprensión integral del ser humano, donde cada gesto, cada pulso y cada palabra son piezas de un rompecabezas que conecta al paciente con el universo. La MTC nos enseña que el diagnóstico no es solo una herramienta, sino una forma de cultivar la empatía y la conexión con la vida misma.

CAPITULO 12

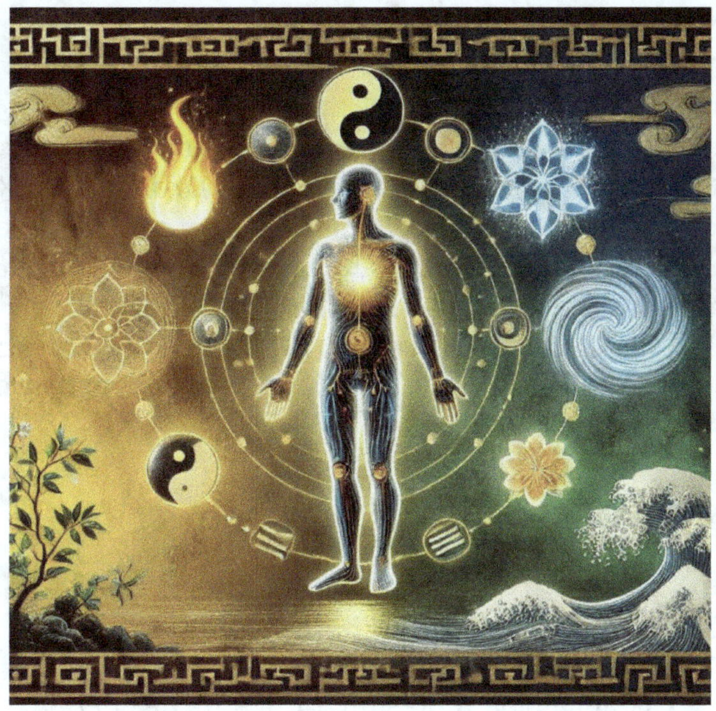

EL ARTE DE LOS SÍNDROMES EN LA MEDICINA TRADICIONAL CHINA

Introducción

El diagnóstico de síndromes en la Medicina Tradicional China (MTC) es un arte que revela el estado del Qi, la sangre (Xue), los fluidos corporales (Jin Ye) y el equilibrio entre el Yin y el Yang. Cada síndrome no es solo una manifestación de desequilibrio, sino también una ventana hacia la comprensión holística del cuerpo y la mente. Este arte se sustenta en patrones que conectan los órganos internos (脏 - Zàng) y (腑 - Fǔ), los canales energéticos y las emociones humanas.

Síndromes De Deficiencia (虚调 - Xū Tiáo)

Ideograma: 虚调

Pinyin: Xū Tiáo

Reflexión: La deficiencia representa una falta de energía, sangre o esencia. Es un vacío que invita a la regeneración, recordando que en la debilidad también hay fuerza.

Poema

En el vacío yace la espera,

un Qi dormido, un alma sincera.
La sangre fluye con ritmo pausado,
un canto suave, nunca olvidado.

La deficiencia es pausa y respiro,
un espacio que guarda el latido.
Xū Tiáo murmura con voz callada,
es el silencio que nunca se acaba.

Síndromes De Exceso (尤势 - Yóu Shì)

Ideograma: 尤势
Pinyin: Yóu Shì
Reflexión: El exceso es un Qi desbordante, una acumulación de energía o factores patógenos. Es la intensidad que requiere liberación y equilibrio.

Poema

El Qi rugiente toma el mando,
un flujo intenso, siempre gritando.
Es fuego, es viento, es torrente que arrasa,
un exceso que busca su balanza.

Yóu Shì quema con gran pasión,
un Yang que clama por su razón.
Es fuerza que nunca se detiene,
un arte que al caos sostiene.

Síndromes De Calor (热调 - Rè Tiáo)

Ideograma: 热调
Pinyin: Rè Tiáo
Reflexión: El calor representa la actividad exacerbada del Yang.

Es la fiebre del cuerpo y la mente, un movimiento ardiente que consume pero también transforma.

Poema

El calor asciende como llama viva,
Rè Tiáo arde, su fuego cautiva.
Es el Yang que al cielo se eleva,
una fuerza que nunca se ciega.

La fiebre canta su propia verdad,
un Qi ardiente en su claridad.
El calor quema, pero también forja,
es la chispa que siempre se arroja.

Síndromes De Frío (寒调 - Hán Tiáo)

Ideograma: 寒调
Pinyin: Hán Tiáo

Reflexión: El frío es la contracción del Yin, una pausa que congela y ralentiza. Es la quietud que invita a la introspección y a la protección interna.

Poema

El frío susurra en el alma escondida,
Hán Tiáo guarda la vida dormida.
Es el Yin que abraza con calma,
un refugio que nunca desarma.

La contracción guarda el secreto eterno,
un Qi latente, profundo y sereno.
El frío no teme su propia ausencia,
es el arte de hallar la presencia.

Síndromes De Viento (风调 - Fēng Tiáo)

Ideograma: 风调
Pinyin: Fēng Tiáo

Reflexión: El viento es el movimiento inesperado, la fuerza que entra y altera. Representa el cambio constante y la adaptación necesaria para fluir con la vida.

Poema

El viento danza sin rumbo fijo,
Fēng Tiáo mueve todo sigilo.
Es el Qi que nunca se detiene,
un arte que todo lo sostiene.

En su brisa hay un eco perdido,
un susurro que nunca es dormido.
El viento cambia y nunca se apaga,
es la fuerza que siempre se embriaga.

Reflexión Final

Los síndromes en la MTC no son meras categorías clínicas; son expresiones vivas del equilibrio y el desequilibrio del Qi. Cada síndrome nos invita a reflexionar sobre la danza constante entre el Yin y el Yang, la sangre y el Qi, y cómo estos elementos moldean nuestra existencia. En este arte, el practicante no solo interpreta patrones, sino que también escucha las historias que el cuerpo y el alma desean contar.

CAPITULO 13

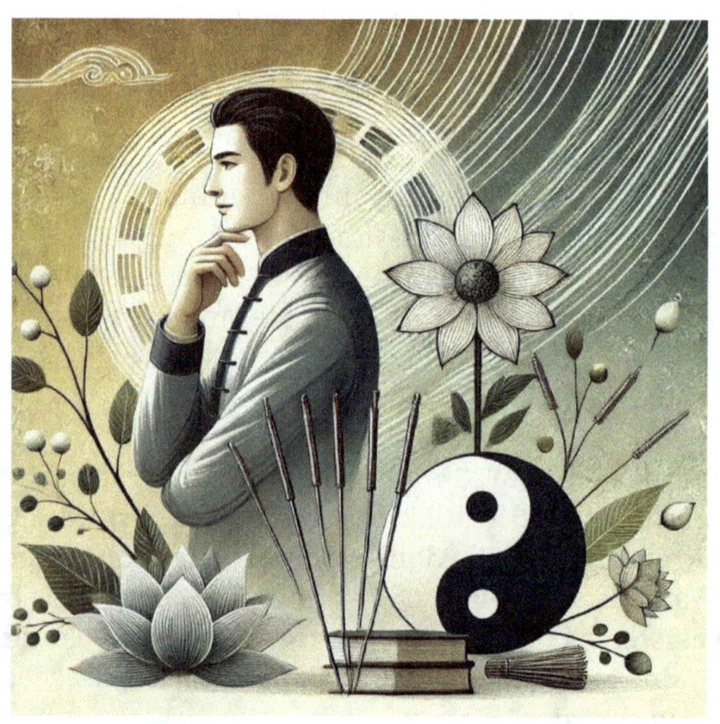

EL ARTE DE SER PROFESIONAL EN LA MEDICINA TRADICIONAL CHINA

Introducción

Ser un profesional en la Medicina Tradicional China (MTC) es abrazar una filosofía que trasciende la simple práctica clínica. Es encarnar los principios del Yin y el Yang, fluir con el Qi y entender que cada interacción con un paciente es un acto sagrado de conexión y sanación. La profesionalidad en la MTC exige integridad, empatía, conocimiento profundo y un compromiso constante con el aprendizaje y la reflexión interna.

Integridad (全完 - Quán Wán)

Ideograma: 全完
Pinyin: Quán Wán

Reflexión: La integridad es la raíz de la práctica profesional. Ser honesto con uno mismo y con los pacientes es el cimiento de una relación basada en la confianza y el respeto mutuo.

Poema

En la verdad nace el camino,
Quán Wán es pureza y destino.
Es el puente que nunca se quiebra,
una base firme que siempre celebra.

La honestidad es el faro del alma,

un Qi sereno que nunca se calma.
Ser profesional es ser sincero,
un arte que guarda el amor verdadero.

Empatía (感同 - Găn Tóng)

Ideograma: 感同
Pinyin: Găn Tóng

Reflexión: La empatía conecta al practicante con el dolor y las emociones del paciente. Es escuchar con el corazón y comprender que cada individuo lleva un universo dentro.

Poema

Sentir el Qi que el otro porta,
es escuchar lo que la vida exhorta.
Găn Tóng une sin palabras,
un lazo que nunca se desarma.

La empatía es el Yin que escucha,
el Yang que abraza, nunca se embucha.
Es el arte de sentir y conectar,
un flujo eterno que sabe sanar.

Conocimiento (知识 - Zhī Shí)

Ideograma: 知识
Pinyin: Zhī Shí

Reflexión: El conocimiento es el camino que transforma al practicante en un verdadero profesional. Es la búsqueda constante de entender los principios de la MTC y aplicarlos con sabiduría.

Poema

En los libros yace el Jing profundo,

Zhī Shí fluye en un saber fecundo.
Es el Qi que ilumina el sendero,
un arte que guarda lo verdadero.

Cada palabra lleva un legado,
cada concepto es un paso dado.
El conocimiento es llave sagrada,
que abre la puerta a la enseñanza callada.

Compromiso (承诺 - Chéng Nuò)

Ideograma: 承诺
Pinyin: Chéng Nuò

Reflexión: El compromiso es la voluntad de servir, de aprender y de sanar. Es el juramento interno que guía al practicante a vivir en congruencia con los principios de la MTC.

Poema

El Qi del compromiso nunca se quiebra,
Chéng Nuò es llama que siempre celebra.
Es la fuerza que impulsa cada paso,
un arte que une con firme abrazo.

En la promesa yace la acción,
una verdad que vibra en el corazón.
Ser profesional es ser constante,
un flujo de vida que avanza vibrante.

Reflexión Final

El arte de ser profesional en la MTC es un viaje hacia la excelencia personal y colectiva. Requiere integridad para actuar con justicia, empatía para conectar con el sufrimiento, conocimiento para tomar decisiones informadas y compromiso para sostener el camino. Ser un verdadero profesional en la MTC no es solo una elección, sino una responsabilidad con la vida misma y con aquellos que confían en nuestro arte para sanar.

CAPITULO 14

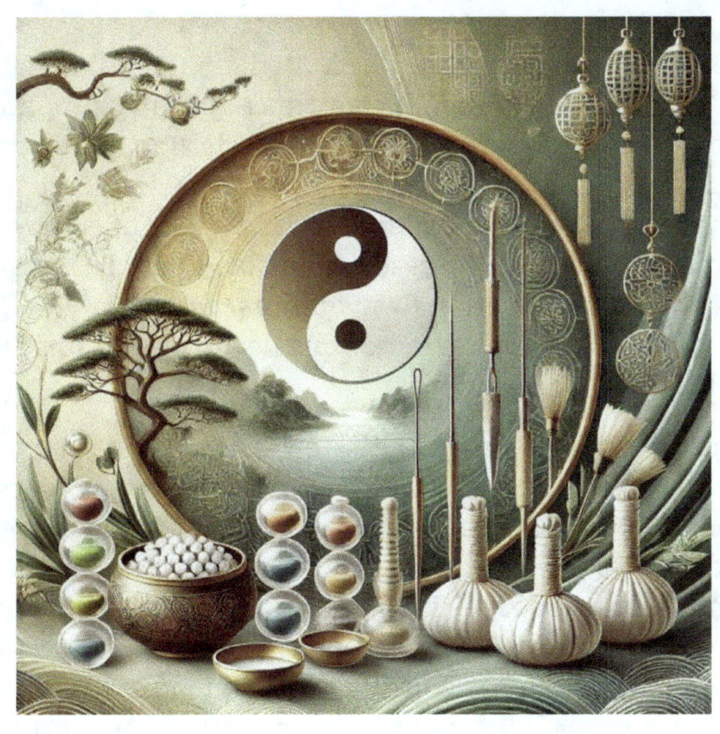

LAS HERRAMIENTAS DE LA MEDICINA TRADICIONAL CHINA

Reflexión

En el vasto horizonte de la Medicina Tradicional China (MTC), las herramientas son más que instrumentos; son extensiones del sanador, manifestaciones del Tao que se traducen en actos tangibles de equilibrio y transformación. Cada técnica, cada gesto, porta el eco de milenios de sabiduría que fluyen como el Qi, guiando la sanación desde lo visible hacia lo invisible. La acupuntura, la moxibustión, las ventosas, el Tui Na y el Qi Gong no solo son métodos; son caminos que llevan al equilibrio entre el cuerpo, la mente y el espíritu.

La aguja, tan pequeña y sutil, es un puente que conecta los meridianos, un canal que despierta la energía dormida y restablece su flujo. La moxibustión, con su calor envolvente, es el aliento del fuego que revitaliza y nutre. Las ventosas, como órbitas de la luna, liberan y despejan bloqueos, abriendo espacio para que el Qi fluya libremente. El Tui Na, con su toque intencionado, es el arte de escuchar al cuerpo con las manos, mientras que el Qi Gong es la danza sagrada del sanador consigo mismo, un compromiso con el cultivo interno.

Poema: El Arte de las Herramientas

En la aguja vibra un canto,
un hilo de luz, un puente santo.
El Qi despierta bajo su toque,
un río fluye, se alza y brota.

La moxa arde, llama sutil,
el fuego que sana, calor febril.
En su aroma, la tierra respira,
el Yin y el Yang danzan, conspiran.

Las ventosas, lunas en piel,
horizontes claros, ecos de miel.
Liberan las sombras, dejan volar,
donde hubo estancamiento, vuelve a brillar.

El Tui Na, manos que saben,
tacto que canta, tacto que abre.
Un mapa del cuerpo, un sendero en flor,
el sanador escucha con profundo amor.

El Qi Gong, danza del alma,
espíritu que se encuentra en calma.
Respirar el universo, ser su caudal,
unir cielo y tierra en un flujo vital.

Reflexión Final

Cada herramienta de la MTC es un recordatorio de que la sanación
es un arte que va más allá de lo técnico; es una expresión del amor
y la conexión con la vida misma. El sanador, al utilizarlas, no solo
busca aliviar el sufrimiento, sino también restaurar el equilibrio,
inspirar al alma y reavivar la esencia que conecta a cada ser
con el universo. En cada pinchazo, cada calor, cada toque, late la
sabiduría de generaciones, un eco que perdura y transforma.

CAPITULO 15

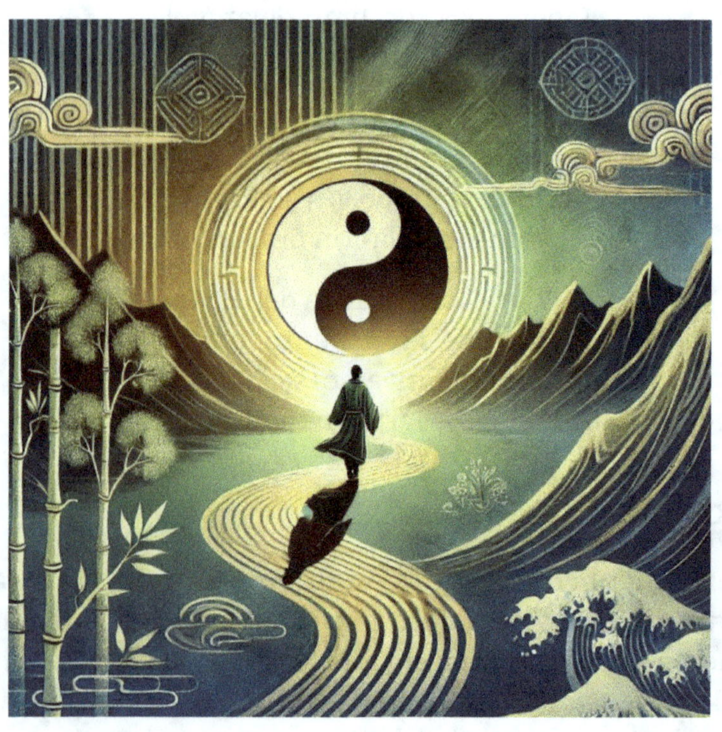

EL CAMINO DE ALEX EL SANADOR EN LA MEDICINA TRADICIONAL CHINA

Introducción

El camino del sanador es una senda de transformación personal y profesional que trasciende lo físico para tocar lo espiritual. Alexander, en su pasión y entrega a la Medicina Tradicional China (MTC), ha forjado un sendero único, en el que cada paciente, cada enseñanza, y cada instante de introspección han sido pasos hacia una comprensión más profunda de la existencia. Su andar no es solo el de un terapeuta, sino el de un alquimista que transforma el dolor en equilibrio y la incertidumbre en claridad. Este compromiso no solo refleja su devoción, sino también su conexión con los principios milenarios de la MTC.

Pasión (热情 - Rè Qíng)

Ideograma: 热情
Pinyin: Rè Qíng

Reflexión: La pasión de Alexander por la MTC no es solo un fuego que ilumina su camino, sino también la energía que lo conecta con lo sagrado de su misión. Es el motor que impulsa su búsqueda constante de conocimiento, la llama que lo anima a profundizar en las enseñanzas ancestrales y a brindar cada momento de su vida a la sanación.

Poema de la Pasión

En el fuego del Jing arde mi ser,
Rè Qíng fluye, no deja de correr.
Es la chispa que enciende el día,
el Qi que respira con energía.

Mi camino es danzar con la vida,
la pasión es mi senda elegida.
Sanar es dar y también recibir,
un arte eterno que me hace vivir.

Compromiso (承诺 - Chéng Nuò)

Ideograma: 承诺
Pinyin: Chéng Nuò

Reflexión: Cada paso que Alexander ha dado en su camino de sanación está impregnado de compromiso. Es un pacto consigo mismo y con la energía universal, un juramento de servir con humildad y dedicación. Su compromiso no es solo con la práctica, sino con los principios que guían a la MTC: equilibrio, armonía y compasión.

Poema del Compromiso

En cada pulso que toco hay un eco,
Chéng Nuò vibra como un río seco.
Es la fuerza que impulsa mi andar,
el pacto sagrado que no dejo de honrar.

Mi juramento es sanar desde el alma,
fluir con el Qi, encontrar la calma.
El compromiso es mi estrella guía,
un sendero eterno en esta vida mía.

Conexión (联系 - Lián Jié)

Ideograma: 联系

Pinyin: Lián Jié

Reflexión: Alexander comprende que la conexión es el puente entre el sanador y el paciente. Es la energía invisible que fluye entre corazones abiertos, un canal de sanación que une cuerpos y almas. En cada interacción, busca equilibrar el Qi y recordar que la sanación es un acto conjunto.

Poema de la Conexión

En cada mirada que encuentro hay un puente de vida,
Lián Jié fluye, su lazo es evidente.
Es el Qi que danza entre corazones,
un eco sutil de viejas lecciones.

Sanar no es tocar, es conectar,
es escuchar al cuerpo y al amar.
La conexión es la base sagrada,
mi camino eterno, mi senda marcada.

Reflexión Final

El camino de Alexander en la sanación desde la MTC es un tributo a los antiguos maestros y una inspiración para las generaciones futuras. Cada lección que aprende, cada Qi que equilibra, es una prueba de que la sanación no es solo un acto físico, sino una transformación espiritual. Su compromiso con este arte milenario es un recordatorio de que sanar es un acto de amor, de compasión y de profunda conexión con la energía universal que nos rodea y nos sostiene.

UNA SÍNTESIS DEL CAMINO

Recapitulación de los Capítulos

El Yin Y El Yang En Armonía

Este capítulo inicial nos introdujo a los principios fundamentales que rigen la MTC: el Yin y el Yang. La dualidad que permea todo en el universo nos enseñó que la salud y el bienestar dependen del equilibrio dinámico entre estas dos energías opuestas pero complementarias.

El Qi, La Energía Vital

Exploramos el Qi como la fuerza esencial que anima y conecta todo lo que existe. Este capítulo nos llevó a comprender cómo el flujo del Qi es esencial para la vida y cómo su estancamiento o exceso puede causar desequilibrios.

El Xue Y Los Jin Ye

La sangre y los fluidos corporales, vistos como más que simples componentes fisiológicos, son las bases de la nutrición y el sostén de la vida. Reflexionamos sobre la importancia de cuidar estos aspectos para mantener una salud integral.

Las Seis Capas Y Los Ocho Meridianos Extraordinarios

Adentrándonos en los mapas energéticos del cuerpo, aprendimos cómo estas estructuras guían el flujo del Qi y la sangre, proporcionando una visión holística de cómo el cuerpo interactúa con el mundo interno y externo.

El Arte Del Diagnóstico Y Los Síndromes

Estos capítulos profundizaron en el arte de observar, escuchar, preguntar y palpar para descubrir la raíz de los desequilibrios. Comprendimos que cada síndrome no es solo una manifestación clínica, sino una historia que el cuerpo y el alma cuentan.

El Camino Del Sanador

En este capítulo, Alexander compartió su pasión y compromiso con la MTC, mostrándonos que la sanación es un acto de amor y transformación tanto para el paciente como para el sanador.

Cierre Del Libro

La Medicina Tradicional China es un sistema que honra la conexión entre el cuerpo, la mente y el espíritu. Este libro ha sido un reflejo de ese principio, guiándonos a través de sus pilares fundamentales y mostrando cómo cada aspecto está interrelacionado. Desde la observación del Yin y el Yang hasta el arte de ser un sanador profesional, cada capítulo ha sido una invitación a explorar más profundamente nuestra esencia y nuestra conexión con el mundo.

Alexander, en su dedicación a este camino, nos inspira a no solo estudiar la MTC, sino a vivirla. Nos muestra que la verdadera sanación no se encuentra solo en las técnicas o en los conocimientos, sino en la capacidad de abrirse a la energía universal y actuar con compasión y humildad.

Reflexión Final

Este libro es más que un compendio de conocimientos; es una invitación a caminar juntos por un sendero de equilibrio, transformación y amor. Que estas palabras sean una guía y un legado para todos aquellos que buscan en la MTC una forma de sanar no solo el cuerpo, sino también el alma. Que cada lector encuentre aquí una chispa que ilumine su propio camino y lo conecte con la energía eterna que nos sostiene a todos.

Con gratitud y respeto,

Alexander

Poema de Gratitud

Gracias, vida, por cada aliento,
por el sol que ilumina mi sendero lento.
Por la luna que susurra en la oscuridad,
y las estrellas que guían con serenidad.

Gracias, tierra, por tu firme abrazo,
por el árbol que florece con cada paso.
Por el agua que fluye, canta y calma,
y el viento que lleva caricias al alma.

Gracias a quienes caminan conmigo,
maestros, amigos, y el eterno testigo.
Por cada enseñanza, por cada verdad,
por los lazos tejidos con sinceridad.

Gracias al tiempo, paciente y sabio,
que sana heridas y nutre el cambio.
Por las sombras que muestran la luz,

y los ciclos que siempre vuelven a su cruz.

Gracias a ti, universo infinito,
por el don de vivir, por este rito.
En cada día, en cada momento,
llevo tu amor en mi pensamiento.

BOOKS BY THIS AUTHOR

Acmpuntura Simple

Acupuntura Simple surgió de la inspiración de Alexander, primero como apuntes para facilitar el estudio dentro de la acupuntura. Durante años de estudio fue dándole forma para repasar y posteriormente para dar clases y hacer de la enseñanza a sus alumnos una herramienta simple, pero completa. La acupuntura, que es una herramienta dentro del estudio de la Medicina Tradicional China, es tan profunda y compleja debido a que el lenguaje occidental es abstracto, mientras que la china es ideográfica; es por ello por lo que Alexander decidió escribir y plasmar en un libro la profundidad de la enseñanza de una manera sencilla y didáctica. Que este libro sea la inspiración para el estudiante un recurso de referencia para el profesional y deje en el lector curioso el interés por saber más de esta forma de sanar sin dañar.

Reseña Literaria

Acupuntura simple es un libro que logra explicar de manera accesible y didáctica la complejidad de la acupuntura china, una herramienta fundamental dentro de la Medicina Tradicional China. El autor ha sabido plasmar una enseñanza profunda y completa en lo que será, sin duda, referencia para el profesional y fuente de inspiración para el estudiante que desea adentrarse en este arte. Acupuntura simple es un libro imprescindible para aquellos interesados en esta técnica milenaria y, como bien señala el autor, es el principio y no el final del conocimiento en este campo, ya que las palabras de Medina Barron invitan a seguir profundizando en este maravilloso arte de sanar. - Carlos Robles, Crítico Literario

Alimentacion Simple

La Tienda Kindle en Amazon.com.mx es operada por Amazon Mexico Services, Inc., una empresa de los EE.UU., y está sujeta a estas Condiciones de Uso de la Tienda Kindle.
Este libro es mucho más que una simple colección de recetas y consejos. Es un mapa detallado que te guiará hacia un estilo de vida más saludable y equilibrado. A través de su conocimiento profundo de la Medicina China, Alexander presenta una variedad de recetas, consejos prácticos y tablas informativas, todo diseñado para ayudarte a tomar decisiones culinarias que nutran tu cuerpo, mente y espíritu.

Descubre cómo pequeños cambios en tu dieta pueden tener un impacto significativo en tu bienestar general. Acompaña a Alexander en este viaje hacia una vida plena y saludable, donde la armonía comienza en tu plato. Ya sea que estés buscando perder peso, aumentar tu energía o simplemente mejorar tu salud en general, "Armonía en el Plato" te proporcionará las herramientas y la inspiración que necesitas para alcanzar tu máximo potencial.

Únete a la revolución de la alimentación consciente y descubre cómo cada bocado puede ser una oportunidad para nutrir tu cuerpo y tu alma. Tu viaje hacia una vida más saludable y plena comienza aquí.

Auriculoterapia Simple

Auriculoterapia es una guía práctica para todo estudiante, profesional del estudio de la auriculoterapia, por medio de este libro podrás adentrarte en la correcta localización de los puntos en la oreja (aurícula).

La auriculoterapia es una herramienta dentro de la Medicina Tradicional China que sirve de diagnóstico y tratamiento.

El sistema circulatorio y nervioso pasa por la aurícula lo que permite que por ella pasen todas estas terminaciones e irrigaciones lo que hace que la auriculoterapia sea tan efectiva.

En mi experiencia como auriculoterapeuta los resultados han sido sorprendentes, cabe mencionar que inicie en el área de la auriculoterapia antes que en la Mtch y desde entonces me sigue sorprendiendo los resultados de la auriculoterapia.

por lo que deseo que auriculoterapia fácil sea de gran utilidad para cada uno de los lectores.

¿El Cielo Se Equivoco?

¿El Cielo Se Equivocó? surgió por la capacidad que tiene Alexander de observar el comportamiento humano, las interacciones, las mancuernas de víctima-victimario y cómo, a pesar de las circunstancias de la vida, podemos elegir en todo momento sin juicio de buenos o malos, con elecciones y consecuencias.
¿El Cielo Se Equivocó?
El objetivo de este libro es reflexionar cómo nuestros actos pueden tener consecuencias, sin embargo, al final son lecciones de vida.
¿El Cielo Se Equivocó?: El cielo no se equivoca, da oportunidades,
¿El Cielo Se Equivocó? las circunstancias de vida sean cual sean, uno tiene la capacidad de elegir quedarnos en la ratonera o darle la vuelta.
¿El Cielo Se Equivocó? elejir sin juicio de bueno o malo por qu esto esa determinado por un patron de creencias aprendidas sino las consecuencias de las elecciones nos llevan a consecuencias y poe ellas pagamos un precio dejar de ser victimas o victimarios para ver las elecciones y asi poder ver las lecciones de vida por lo que el cielo no se equivoca dea oportunidades

Secretos Antiguos Para La Salud Y La Vitalidad

Secretos Antiguos para la Salud y la Vitalidad es una obra única que explora el fascinante mundo de la Medicina Tradicional China (MTC) a través de la herbolaria. Este libro ofrece una guía accesible y profunda sobre las plantas medicinales utilizadas en este sistema milenario, detallando sus propiedades, usos terapéuticos y la manera en que ayudan a restaurar el equilibrio y la vitalidad del cuerpo y la mente.

Cada planta está presentada con su nombre castellanizado, en latín y en hanzi, acompañada de imágenes, así como su naturaleza, sabor, tropismo y aplicaciones en la medicina occidental y en la MTC. Además, incluye información sobre la dosis recomendada, hábitat y usos tradicionales. Lo que distingue a este libro es su enfoque integral, donde no solo se abordan los aspectos técnicos, sino también las historias, leyendas y aplicaciones culturales que enriquecen el estudio de cada planta.